REVUE FRANÇAISE

DE L'ÉTRANGER ET DES COLONIES

ET

EXPLORATION

GAZETTE GÉOGRAPHIQUE

(Fondée en 1875. — Dix-septième année.)

ÉTUDE DÉMOGRAPHIQUE

SUR LA

TUNISIE

PAR

Le Docteur BERTHOLON

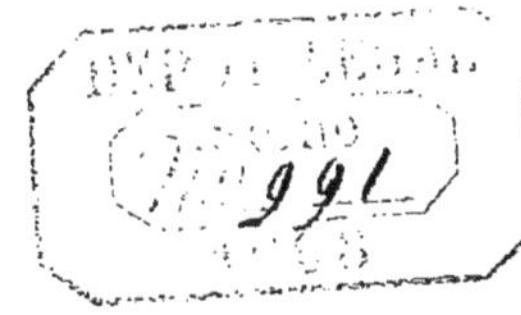

PARIS
IMPRIMERIE ET LIBRAIRIE CENTRALES DES CHEMINS DE FER
IMPRIMERIE CHAIX
SOCIÉTÉ ANONYME AU CAPITAL DE CINQ MILLIONS
Rue Bergère, 20
1893

ÉTUDE DÉMOGRAPHIQUE SUR LA TUNISIE

D'APRÈS LES DOCUMENTS OFFICIELS DU RECENSEMENT DE 1891

La France, en plantant son drapeau sur le sol tunisien, paraissait, comme en 1830, prendre possession d'une terre destinée à assurer le développement d'une population nationale, et réaliser le rêve d'une nouvelle France transméditerranéenne. Tout semblait pousser à la réalisation de ce projet : pays sain, presque dépeuplé, populations douces et travailleuses, sol fertile, facilités de communication autrement développées qu'en 1830. Enfin, grand enthousiasme dans la métropole pour cette colonie, alors que l'Algérie n'avait trouvé que des détracteurs. « Peut-on, disait en 1841 le général Bugeaud lui-même, appeler colonie une agglomération d'hommes qu'il faut garder? » (1). « Les pertes de l'armée d'Afrique, en 1846, c'est-à-dire en pleine paix, écrivait le Dr Boudin, ont été de près de 8.000 hommes » (2). « Les cimetières, affirmait le général Duvivier, sont les seules colonies toujours croissantes dans ce pays (Algérie) » (3).

Les capitaux se détournaient de cette terre maudite, les colons ne voulaient pas venir dans cette colonie sinistre. Aussi constatait-on qu'après 10 ans d'occupation, la population française d'Algérie n'était que de 15.947 personnes seulement, en 1841 !

La population coloniale n'avait commencé à arriver en Algérie qu'après le débarquement des troupes. La Tunisie beaucoup plus favorisée possédait déjà 3.393 Français au 31 décembre 1881, ainsi qu'il résulte d'un recensement approximatif, fait d'après des documents consulaires, et publié dans la *Géographie de la Tunisie*, de Perpétua. En mai 1886, un recensement officiel ne donna que 4.000 Français. Il faut dire que cette opération fut menée avec la plus coupable négligence. Personne n'ajouta foi à ses résultats. Un nouveau recensement

(1) *Moniteur algérien*, mars 1841.
(2) Colonisation française en Algérie. *Annales d'hygiène*, 1848.
(3) Solution de la question d'Alger, p. 49.

très sérieux fut fait le 12 avril 1891. Il accusa une population française de 10.030 Français. L'augmentation n'a été que de 6.607 individus en neuf ans, soit de 734 Français seulement par an ! La Tunisie, malgré un climat si sain, qui dès maintenant lui assure un excédent de naissances, malgré ses immenses ressources naturelles, malgré la faveur du public et l'abondance des capitaux, malgré la facilité des moyens de communication et le voisinage de l'Algérie, a progressé deux fois moins vite que ce pays si décrié dans ses dix premières années.

On pourrait penser que cette absence de développement tenait au ralentissement de notre émigration. Il n'en est rien. D'après le rapport de M. Burdeau sur l'Algérie, ce pays a reçu de 1881 à 1891 plus de 30.000 immigrants français, quelque chose comme cinq fois plus que la Tunisie. L'augmentation du nombre des Français tant par excédent des naissances, que par naturalisation ou immigration y a été de 41.000, soit six fois plus rapide. Enfin, en 1883, M. Mauguin, sénateur d'Alger, citait le chiffre de 22.000 demandes de terres en Algérie adressées par des viticulteurs français. Pourquoi la riche et saine Tunisie, à moitié déserte, n'a-t-elle pas mis à profit ces bonnes volontés ?

Provenance des colons. — Analysons les détails du recensement. Sur 10.000 Franco-Tunisiens, 1.838 sont nés en Tunisie, soit 18 0/0 ; 1.487 sont nés en Algérie, soit 15 0/0.

On a donc le tiers de la population, 33 0/0, né dans une de nos provinces du nord de l'Afrique, c'est-à-dire adapté à son climat.

Il faudrait peut-être doubler le chiffre des Franco-Algériens pour se rendre compte de l'influence de notre colonie sur le peuplement de la Tunisie. Beaucoup de nos compatriotes, nés en France, mais depuis un temps plus ou moins long fixés en Algérie, se sont établis en Tunisie. Dans ces conditions, l'immigration venue de France directement n'a guère fourni que 50 0/0 de la population, soit à peine 5.000 individus, chiffre absolument dérisoire. Une comparaison avec l'Algérie de 1831-1841 le fera bien saisir. Si cette colonie avait alors, comme la Tunisie, bénéficié dans les mêmes proportions des déplacements d'une population nationale placée sur ses frontières, elle eût compté après les dix premières années d'occupation 20 à 21.000 Français. C'est ce qu'on aurait dû dénombrer en Tunisie, si le peuplement s'y était fait aussi mal que dans les premiers temps de l'Algérie.

Les origines des autres Franco-Tunisiens sont les suivantes :

1° Bassin du Rhône (de Lyon à la mer). . 2.226, soit 22,2 0/0
2° Bassin de la Garonne . . . . 755, soit 7,5 0/0
3° Département de la Corse. . . . . 574, soit 5,7 0/0

En d'autres termes, 35,4 0/0 des immigrants venus en Tunisie sont originaires de la portion méridionale de la France. C'est d'un excellent augure pour l'acclimatement de nos compatriotes. Les méridionaux supportent beaucoup mieux le climat de l'Afrique que les gens du Nord. L'expérience souvent ruineuse en a été faite en Algérie. Les colons parisiens de 1848, les Alsaciens, sauf exceptions, n'ont pas prospéré.

Il reste enfin 31,5 0/0 des immigrants provenant d'autres régions de la France. Sur ce nombre, les moins aptes à l'acclimatement sont les Français de l'Est (Flandre, Alsace, Lorraine, Franche-Comté, Bourgogne, bassin de la Seine). Ces régions où les populations blondes dominent, ne fournissent que des colons peu résistants, soit par eux-mêmes, soit par leur descendance, qui subit une énorme mortalité dans les premières années. Les Français originaires de ces départements moins propres à la colonisation sont au nombre de 1.302, soit 13 0/0.

Sexes. — Le recensement donne la proportion des Franco-Tunisiens par sexe. On a relevé 5.536 hommes pour 4.437 femmes. La prédominance de l'élément masculin s'observe dans tout pays où l'on émigre. Il y a pour 100 Franco-Tunisiens 80 Franco-Tunisiennes. Cette disproportion des sexes n'est pas très élevée. En Algérie, sans remonter aux premiers temps, on comptait, en 1854, 59 femmes pour 100 hommes; en 1872, il y en avait 87. L'Australie avait des différences beaucoup plus accusées. Ainsi, en 1872, il n'y avait que 68 femmes pour 100 hommes au Queensland. On n'en comptait que 75 0/0 dans toute l'Australie en 1861.

D'ailleurs, la faible proportion des femmes est de peu d'importance dans un pays qui, comme la Tunisie, a de nombreuses colonies étrangères. Il se forme des intermariages. Les enfants suivent la nationalité du père. Aussi les mariages mixtes sont-ils une cause d'accroissement de notre nationalité et un moyen d'absorption des autres colonies. C'est ce qui se passe en Algérie. D'après Ricoux, sur 100 mariages croisés, l'époux est Français dans la proportion de 58 0/0, et l'épouse n'est Française que dans celle de 21 0/0. C'est donc un gain de 37 0/0 au profit de notre nationalité. Il n'a été publié aucune statistique sur les intermariages en Tunisie, mais ils sont très nombreux. La plupart des anciennes familles de Tunisie ont contracté des unions mixtes.

Répartition par ages. — Voici les âges de la population :

Français de 21 ans et au-dessus	6.557
— au-dessous de 21 ans.	3.416

Cette classification est mauvaise. On l'a abandonnée depuis longtemps, et les statistiques modernes divisent toujours la population d'un pays en : 1° sujets au-dessous de 15 ans ; 2° de 15 ans à 60 ans ; 3° 60 ans et plus. On connaît, de la sorte, les personnes susceptibles de produire du travail et celles qui sont à la charge de la société, soit avec l'espérance de produire plus tard, enfance, soit d'une façon définitive, vieillesse. La répartition adoptée rend la comparaison de la population franco-tunisienne avec celle d'autres pays plus difficile. Quoi qu'il en soit, voici la composition comparative des populations franco-tunisienne et métropolitaine :

	1° Franco-Tunisiens (pour 1.000).	2° Français métropolitains (pour 1.000).
Au-dessous de 21 ans,	342	362
Au-dessus de 21 ans,	658	638

Ces chiffres sont frappants. On peut se demander si le nombre si faible de l'enfance et de la jeunesse ne tient pas à une mortalité excessive. En effet, il y a moins d'enfants en Tunisie qu'en France, le pays d'Europe où les enfants sont cependant le plus rares.

Natalité. — Cette faible proportion de l'enfance tient à l'arrivée récente d'immigrants célibataires ou jeunes mariés n'amenant pas de famille et non à la stérilité des Franco-Tunisiens. On relève 166 naissances déclarées en 1890 au consulat de France à Tunis. Ces naissances, rapportées aux 5.600 Français fixés à Tunis et aux environs, donnent une natalité de 29 0/00 environ. Nous mettons les environs, car les colons du cercle de Tunis sont obligés de venir déclarer leurs naissances au consulat.

Ce chiffre de 29 0/00 est satisfaisant si on le compare à celui de la natalité en France en 1890, où il ne s'est élevé qu'à 21,8 0/00 en moyenne. Il est moins brillant, quand on pousse les investigations jusqu'en Algérie, où la natalité française atteint le chiffre de 35,2 0/00 en moyenne. Il est vrai de dire qu'on ne peut juger par une année prise au hasard de la natalité d'un pays. De plus, nous ajouterons que dans la population de la banlieue de Tunis figurent les établissements religieux de Saint-Louis et de Carthage, qui comprennent plus de cent ecclésiastiques. Ces Français entrant dans la statistique contribuent à atténuer la natalité, quoiqu'ils ne contribuent pas à l'augmentation de la population. Enfin, nous avons recherché quelle était, au début, la natalité d'Alger. D'après les chiffres donnés par Martin et Foley, on voit que la natalité des Européens de la ville d'Alger a été de 28 à 29 0/00 (1830-1847). C'est le chiffre trouvé à Tunis. Ces auteurs attribuent cette faible natalité au grand nombre des immigrants célibataires, aux unions irrégulières très fréquentes alors à Alger. Le tiers des naissances était d'enfants naturels. Nous n'avons pas de chiffres pour Tunis. A en juger par les apparences, les choses s'y passent de la même façon qu'à Alger.

Mortalité. — Nous sommes mieux renseignés pour la mortalité du cercle de Tunis. Les registres du consulat et ceux de la municipalité de Tunis donnent les chiffres suivants des décès civils : 1887, 126 décès ; 1888, 133 décès ; 1889, 110 décès ; 1890, 115 décès, soit en moyenne 121 décès pour une population moyenne de 4.800 personnes. Ces décès correspondent à une mortalité de 25,2 pour la période 1887-1890 inclus. La mortalité moyenne de la France pendant la même période a été de 22,2. Il est vraiment étonnant que la mortalité de la région de Tunis soit aussi faible. C'est la confirmation éclatante des remarques que nous faisions, il y a quelques années déjà, sur la remarquable salubrité de la Tunisie (1).

Ces chiffres n'ont de valeur que comparés à ceux de contrées voisines comme, par exemple, l'Algérie. La mortalité des Français y atteint actuellement la moyenne de 30 0/00, après soixante ans de colonisation. Si on compare les débuts de la colonisation algérienne avec ceux de la colonisation tunisienne, l'excellence du climat de la région de Tunis est encore plus frappante.

Le tableau suivant montrera d'une façon évidente les difficultés énormes créées en Algérie par le climat dans les débuts de l'occupation, difficultés inconnues à la Tunisie.

(1) Bertholon. *De la salubrité remarquable de la Tunisie moyenne*, *Revue de Géographie*, 1884, p. 312.

Voici la mortalité française en Algérie :

1853-1856	47,5 pour 1.000
1867-1872	36,7 —
1882-1884	30 —
1885-1887	30,7 —

Cette faible mortalité tunisienne est due, outre l'excellence du climat, à la forte proportion des adultes. Les adultes ont une mortalité beaucoup moindre que les enfants. L'Algérie doit à la forte proportion de sa population infantile une partie de son surcroît de mortalité.

Le chiffre des décès pourrait être beaucoup moins élevé dans le cercle de Tunis que nous étudions ici. Il suffirait d'en diminuer l'insalubrité. Jusqu'ici le système d'égouts est resté des plus primitifs. Malgré cela, le tout à l'égout est pratiqué d'une façon générale. Certaines rues sont d'une malpropreté révoltante. Les deux tiers peut-être des logements sont dans des conditions d'insalubrité manifeste, sans que personne songe à intervenir. Il n'existe aucun règlement de police au sujet des maladies contagieuses. Ainsi, en 1887, pendant une épidémie de variole, on voyait circuler dans les voitures publiques de la ville des indigènes, le corps et la face couverts de pustules varioliques. Cette inertie, d'un autre âge, de l'administration du protectorat à l'égard de la santé publique est la cause d'une mortalité plus élevée qu'elle ne devrait être. Si nous comparons la Tunisie à l'Australie, avec laquelle elle a tant de points de ressemblance, nous voyons que l'Australie est beaucoup plus favorisée qu'elle, ainsi que le prouve le tableau suivant de la mortalité :

Australie méridionale.	16,58 pour 1.000
Victoria	16,31 —
Nouvelle-Galles du Sud	14,24 —
Australie occidentale.	16,50 —

En professant un peu moins de mépris pour l'hygiène, le pays tunisien pourrait arriver à une mortalité tout aussi peu élevée. L'exemple de l'Algérie en est un sûr garant. Par l'hygiène, cette colonie a depuis 1853 diminué sa mortalité de 17 0/00 pour en arriver aux chiffres actuels. La Tunisie pourra, de même, ce nous semble, diminuer sa mortalité de 9 0/00, pour atteindre les proportions de l'Australie. Il n'en demeure pas moins acquis que la Tunisie est un pays favorable à l'expansion de colons français.

Taux d'accroissement naturel. — Si nous comparons la natalité (29 0/00) à la mortalité (25 0/00), on remarque un accroissement de 4 0/00, dû au seul excédent des naissances. Les Franco-Algériens doivent à leur fécondité un accroissement plus sensible. Il atteint la proportion de 5 0/00. Il est vrai que nous avons constaté que le chiffre de 29 naissances pour 1.000 habitants n'était pas définitif.

Répartition de la population. — Nous avons étudié la répartition de la population franco-tunisienne : 48 0/0 de cette population habitent la seule ville de Tunis, 62 0/0 le voisinage immédiat de cette ville (contrôles de Tunis et de La Goulette). Comme on le voit, la colonisation n'a pas pénétré fort avant dans notre colonie. Si on compare la proportion de la population agricole à celle de la population urbaine, on constate avec stupéfaction que dans cette *colonie de peuplement*, sur 100 Français, 77 habitent les villes et 23 seulement la campagne. Et cependant la Tunisie est un pays à peu près désert d'habitants. Il n'y en a que 13 seulement par kilomètre carré. Peuplée dans ces proportions la France n'aurait que 7 à 8 millions d'habitants. Nous pouvons ajouter que la population tunisienne forme seulement trois groupements importants, Tunis, Nebeul et centres voisins, le Sahel de Sousse à Mahédia. Aussi la portion inhabitée est-elle importante.

La répartition des professions exercées par les Franco-Tunisiens complète cette triste révélation. Elle montre que les agriculteurs, propriétaires, etc., ne se trouvent que dans la proportion de 12,6 0/0. Si on ajoute quelques ouvriers divers, quelques fournisseurs, etc. travaillant à la campagne, on peut arriver à cette même proportion de 20 à 23 0/0 Franco-Tunisiens ne vivant pas à la ville. Ces résultats sont bien la confirmation de cette appréciation d'Elisée Reclus (1). « La *Tunisie n'a pas de véritables colons*, c'est-à-dire des hommes qui labourent eux-mêmes le sol, qui élèvent leurs enfants dans le sillon, qui montent la garde autour de leurs récoltes... Signer des baux, en toucher le montant, à cela se borne l'œuvre que l'on avait célébrée comme le point de départ d'une ère nouvelle dans la civilisation de la Tunisie. » Il n'y a pas aujourd'hui (1892) peut-être soixante exceptions à cette règle.

Les hectares acquis par les Français, que les documents officiels ne manquent pas de publier chaque année, avec des appréciations élo-

(1) *Géographie universelle*, t. XI, p. 281 et 238.

*

gieuses, le sont par des spéculateurs, dans la majorité des cas. Ces gens domiciliés en France les louent aux indigènes. Quelques-uns y placent un gérant, parfois français, trop souvent étranger. Ces gérants cultivent avec la main-d'œuvre indigène ou étrangère. Est-ce là de la colonisation nationale ? L'absentéisme nous dote d'une colonie qui se peuple trop rapidement d'étrangers. Et même, certains domaines qui figurent sur les statistiques comme français, sont la propriété de sociétés financières internationales. Tel est l'immense territoire de l'Enfida, qui figure pour 120.000 hectares. Deux des principaux propriétaires d'actions sont l'un Suisse, l'autre Grec ! Ce n'est pas le seul exemple. Mais poursuivons l'analyse du recensement.

Professions des colons. — Nous avons vu que la Tunisie, colonie de peuplement, ne reçoit pas de colons, mais des citadins groupés presque tous à Tunis. Que font ces citadins? L'analyse des professions va nous le dire. 4.884 Français exercent des professions, 5.089 sont sans professions, y compris les femmes et les enfants.

Parmi les professions touchant aux rouages administratifs, on relève :

84 avoués, avocats, interprètes, commissaires-priseurs, huissiers, syndics, arbitres, etc.
185 ecclésiastiques, religieux, desservants.
892 employés des administrations de l'Etat.
102 conducteurs de travaux, ingénieurs, architectes, etc.
22 magistrats.
215 instituteurs, professeurs, etc. (La direction de l'Enseignement en emploie (mars 1892) 235.)
1.470 chefs de famille, liés plus ou moins intimement au fonctionnarisme.

Ce chiffre rapporté aux professions donne 30 fonctionnaires pour 100 professions recensées. *Le tiers de la colonie française de Tunisie est fonctionnaire !*

Cette constatation est d'autant plus frappante que M. Cambon, dans son discours du 14 juillet 1885, conseillait à la colonie française de profiter du protectorat pour constituer à l'image des possessions anglaises une colonie *libre*, exempte de *parasites*. « Vous prouverez ainsi, ajoutait-il, quoi qu'on en dise, que les colons français savent se dégager des liens d'une administration étroite et qu'ils ont confiance dans un régime de *liberté*. » Dans ce même discours, ce ministre résident disait encore : « Je suis très partisan de la politique coloniale, mais si elle consiste à faire des colonies de fonctionnaires s'administrant les uns les autres il faut sans hésitation l'abandonner ».

Que les temps sont changés ! De 1886 à 1891 le cauchemar d'une colonie de fonctionnaires s'administrant les uns les autres est devenu une réalité, leur nombre croît d'ailleurs régulièrement. La Tunisie est, comme l'Algérie sous l'Empire, un lieu de placement pour tous les protégés de nos hommes politiques. Les fonctionnaires y ont d'ordinaire une autorité absolue, sans contrôle. Trop souvent leurs procédés sont en contradiction flagrante avec les desiderata ou les intérêts des colons. L'Angleterre, si jalouse des prérogatives de ses classes dirigeantes dans la métropole, pousse jusqu'aux dernières limites sa libéralité dans ses colonies. L'émancipation administrative y est pratiquée de la façon la plus large. Celles-ci se peuplent rapidement. La France, qui se démocratise de plus en plus à l'intérieur, tend à adopter une politique de plus en plus rétrograde à l'égard de *ses colonies de protectorat*. Les colons y sont livrés à la merci et à l'absolutisme d'un groupe de fonctionnaires, en disproportion avec les besoins de la population. Ceux-ci n'ont que ce mot d'ordre : « éviter les complications avec les étrangers. » Tels sont la Tunisie, le Tonkin, l'Annam, Madagascar. Telle on voudrait l'Algérie (1). Ce césarisme colonial, dans lequel nos gouvernants se sont lancés, est en contradiction flagrante avec les principes républicains qu'ils ne perdent pas une occasion d'afficher. Il est plein de périls pour l'avenir. Nos colonies végètent misérablement, étranglées par le fonctionnarisme, ou ne se peuplent que d'étrangers. Une réforme prompte s'impose, avant qu'il soit trop tard pour sauver une situation déjà trop compromise.

Ceci dit, continuons l'analyse de la répartition des professions chez les Français de Tunisie :

Commerçants, industriels, banquiers. . . 885, soit 18 pour 100.

Ils sont moins nombreux que les employés français des administrations de l'État (892).

Employés chez les particuliers. . . . . 780, soit 16 pour 100.

Même remarque, et cependant, il existe en Tunisie de puissantes

---

(1) Lire l'*Enquête Algérienne*, par Ch. Benoist.

Compagnies de navigation, de chemins de fer et de ports, des tramways, des maisons de commerce françaises, etc.

Manœuvres, ouvriers d'usine ou de commerce 527, soit 10,7 pour 100 professions recensées,

Ouvriers d'art . . . . 471, soit 9 pour 100 professions recensées.

Moins d'ouvriers de chaque groupe que de fonctionnaires !

Que l'on joigne à ces chiffres la proportion ridicule de 12,6 0/0 agriculteurs, on aura une idée précise de l'œuvre de la colonisation *française* sous le régime actuel du protectorat. Des commentaires affaibliraient la brutale éloquence de ces chiffres.

Proportion des Français

L'arrivée d'immigrants est d'ordinaire une bonne fortune pour le pays de peuplement qui les reçoit. Leur nationalité paraît n'être qu'une question secondaire. Ils se fondent généralement dans la population qui dirige les affaires du pays. Les centaines de mille Européens qui, chaque année, débarquent aux États-Unis, y deviennent Yankees dès la seconde génération, quelle que soit leur provenance. Sans aller chercher au dehors, les divers peuples méditerranéens qui fournissent des immigrants à l'Algérie fusionnent facilement avec la nationalité française. Les intermariages le prouvent par leur nombre croissant. Nos lois sur la naturalisation, sur le cabotage, sur le service militaire, hâtent encore ce mouvement. On peut rappeler à ce sujet la statistique du remarquable rapport de M. Burdeau sur l'Algérie (1). La moyenne annuelle des naturalisations y a été :

1865-1877.	274
1877-1881.	519
1882-1886.	746
1887-1889.	1.862

Entre les recensements de 1881 à 1891, le chiffre des naturalisés recensés y a augmenté de 7.700, c'est-à-dire d'une quantité presque identique à celle des colons français venus en Tunisie, dans la même période de temps.

La proportion des Franco-Algériens s'accroît régulièrement malgré

(1) Burdeau. *L'Algérie en 1891.* Hachette, éditeur.

une très forte immigration étrangère. Sur 1.000 Européens, 501 étaient Français en 1876, 519 en 1881, 554 en 1891 ; et si même on tient compte des israélistes indigènes naturalisés, cette proportion s'élève à 593 citoyens français sur 1.000 Européens. Ces résultats sont frappants si l'on se reporte aux premiers recensements algériens. En 1841, par exemple, la proportion des Français était de 425 pour 1.000 Européens.

La Tunisie est plus mal partagée que l'Algérie en 1841. Ainsi, d'après les données de la géographie de Perpétua, sur 24.217 Européens on comptait, en 1881, 3.394 Français. C'est une proportion de 140 Français pour 1.000 Européens, proportion absolument infime. En 1891, il y aurait, d'après les supputations des divers consulats, 50.000 Européens en Tunisie. Ce nombre, sujet à caution, il est vrai, donnerait 200 Français pour 1.000. Nous sommes loin des 593 Français d'Algérie ! Que d'efforts pour arriver à ce chiffre !

En 1891, la population européenne de Tunisie se répartirait ainsi : sur 1.000 habitants, il y aurait 500 Italiens, 240 Maltais, 200 Français, 60 autres. Il est véritablement surprenant que le peuple protecteur n'ait pas pu mieux asseoir sa nationalité après dix ans d'occupation.

Les protégés français

L'importance des intérêts français est accrue, il est vrai, de la présence de 22.530 protégés recensés en 1891. Mais ces protégés, musulmans d'Algérie, sont loin de fournir aux agents français l'occasion de faire sentir notre influence. Les contrôleurs refusent, en effet, d'accorder leur protection consulaire aux Algériens, s'ils n'ont pas acquitté au préalable certains droits fiscaux de chancellerie. La nationalité, ou plutôt la protection, se trouve ainsi subordonnée à une question de perception. Le fait de n'avoir pas versé les droits consulaires entraîne très fréquemment l'abandon des droits de la France sur beaucoup de nos sujets, qu'on laisse le gouvernement du Bey traiter comme Tunisiens. C'est une politique d'effacement véritablement coupable, surtout quand on voit avec quel soin les autres consulats s'occupent des intérêts de leurs ressortissants et s'empressent de les défendre. C'est ainsi que l'Angleterre, qui n'a pas vingt de ses nationaux en Tunisie, s'est créé, par suite de la présence des Maltais en Tunisie, de très gros intérêts dans ce pays. Et ces Maltais sont sujets britanniques au même titre que les Algériens, sujets français. Ce désintéressement de notre gouvernement fait que l'on ne s'est donné la peine de recenser que les Algériens ayant des rapports avec les consulats. Ce sont presque tous des habitants de Tunis, parmi lesquels nombre de Mozabites. Il faudrait, au bas mot, doubler ce nombre de 22.000 pour avoir le nombre exact des Algériens de Tunisie.

Tout l'est de la Tunisie, au sud de la Medjerda, et plus spécialement la région qui s'étend entre la frontière et Téboursouk, est l'objet d'une colonisation algérienne des plus intenses. Dans ce pays dépeuplé, les Algériens viennent louer des terres. Comme ce sont presque tous des Kabyles qui arrivent, ils sont beaucoup plus travailleurs. Leurs charrues sont aussi mieux conditionnées. Aussi font-ils de plus belles récoltes. Cette supériorité leur permet d'offrir des prix de location plus élevés que ceux des Tunisiens. Les propriétaires les préfèrent de beaucoup à ces derniers. Bien dirigé, ce mouvement transformerait rapidement tout ce pays en une province peuplée non de protégés, mais de sujets français. On n'a garde de s'en occuper. Il y aurait plutôt tendance à l'entraver.

La Colonie italienne

Cette négligence des intérêts français, qu'il s'agisse des nationaux ou des Algériens, paraît d'autant plus répréhensible, quand on examine l'émigration étrangère la plus importante, celle des Italiens. Nous ferons cette étude d'après leurs documents. L'un des plus intéressants à consulter est intitulé : « Tunis et le protectorat en 1888 » (1). L'auteur anonyme commence par rappeler que, dès 1862, Cattaneo rêvait de peupler le pays désert de Tunisie par ses compatriotes. La Tunisie, ajoute-t-il, entre les mains des Français, colonisée par eux, constitue pour l'Italie un triple danger : 1° militaire, comme complément de l'Algérie et position avancée, par suite de l'organisation de Bizerte ; 2° économique, comme marché fermé aux produits italiens ; 3° colonial, comme gêne apportée à l'expansion de la race italienne. Une partie du danger est heureusement compensée ; car, grâce au développement actuel de la colonie italienne, la race arabe pourra résister à l'absorp-

(1) *Tunisi ed il Protettorato nel 1888.* (Anonyme.)

tion française et se révolter en cas de conflagration. De plus, il y a conflit d'intérêts entre l'Algérie et la Tunisie. Ce conflit rendra l'annexion bien difficile. Les résultats de l'occupation se trouveront, de la sorte, en grande partie annihilés. Comme on le voit, la colonie italienne nous est, dans la pensée du monde officiel, franchement hostile. Son gouvernement ne cache nullement son désir de se servir d'elle pour paralyser tous les efforts que nous pourrions faire dans le sens français. Quelle est l'importance exacte de la colonie italienne de Tunisie? Les Italiens donnent 34.878 habitants en 1888. La façon dont est établie cette statistique est la suivante. Les trois villes de Sousse, la Goulette et Tunis, 731 naissances. En admettant une naissance pour 38 habitants, le consul de Tunisie donne à ces trois villes : 731 $\times$ 38 = 27.778 habitants.

Sousse, la Goulette, Tunis	27.778 hab.
Bizerte, Gerba, Sfax, Mahedia, Monastir, Gabès, Souk el Arba auraient	1.400
Dans d'autres localités, on aurait	700
Soit, au total	29.878
Il faudrait y joindre : Italiens n'ayant pas de rapports avec les consulats	2.000
Immigrants annuels	1.000
Italiens de passage	2.000
TOTAL	34.878 (1)

Il n'est pas besoin d'être très initié aux difficultés de la statistique pour voir le peu de cas qu'il faut faire de celle-ci.

La proportion de une naissance sur 38 habitants correspond à une natalité de 26 pour 1.000. Or, la natalité italienne est de 37 pour 1.000, dans la mère patrie. En Algérie, qui a tant de ressemblance pour le climat avec la Tunisie, les Italiens ont toujours eu une fécondité bien supérieure. D'après Bertillon, les Italo-Algériens ont eu, en 1855-1856, une natalité de 39 pour 1.000 (2). D'après Vallin, dans la mauvaise période de 1867-1872, les naissances italo-algériennes ont atteint la proportion de 40 pour 1.000 habitants! Le Dr Vallin ajoute (p. 179) : « les Italiens réussiraient mieux en Algérie que dans leur pays même : ils doublent leur population en 99 ans en Italie; ils la doubleraient

(1) *Tunisi ed il Protettorato*, p. 17.

(2) Article *Migration*. *Dictionnaire encyclopédique des sciences médicales*.

en 63 ans en Algérie. » Ces chiffres se maintiennent dans les études plus récentes du Dr Ricoux sur la « Démographie de l'Algérie ». Ce même auteur a étudié tout spécialement la population d'une ville assez rapprochée de la Tunisie, Philippeville (1). La population italienne de ce centre y a eu, pendant la période qui s'étend de 1859 à 1873, une natalité moyenne annuelle de 39,28. Dans certaines périodes, comme dans celle qui comprend les cinq dernières années, objet de cette étude (1869-1873), cette natalité a atteint le chiffre énorme de 47,36 pour 1.000 !

Connaissant ces faits, bien établis par des documents officiels, sachant qu'à Tunis en particulier, les jeunes gens se marient de très bonne heure, les hommes à 20 ans, les filles souvent à 15 ; ayant vu les fondoucks habités par les Italiens, où grouille véritablement toute une population de jeunes enfants qui se succèdent d'année en année, nous pouvons affirmer que la natalité italienne doit être pour le moins de 39 à 40 pour 1.000 en Tunisie, c'est-à-dire qu'il naît un enfant par 25 ou 26 sujets italiens, et non sur 38 (2). Dans ces conditions, le chiffre des 731 naissances enregistrées aux consulats des villes de Sousse, la Goulette, Tunis, doit donner une population de 18 à 19.000 personnes, au lieu de 27.778, soit près d'un tiers en moins (3).

Les chiffres de 1.400 pour Bizerte, Gerba et autres localités, ainsi que celui de 700, nous semblent exagérés, mais nous les admettrons pour vrais.

Les Italiens qui n'ont pas de rapports avec les consulats font inscrire leurs naissances dans les diverses municipalités. Celles-ci transmettent

(1) Ricoux. *Contribution à l'acclimatement des Français en Algérie. 1874.*

(2) Le consulat italien a enregistré de 1866 à 1886 à Tunis, Goulette et Sousse un total de 6.211 naissances et de 3.390 décès seulement.

(3) Depuis la publication de ce travail nous avons eu connaissance d'un mémoire très consciencieux de M. Saurin sur les « Européens en Tunisie » paru dans la *Revue de l'Afrique française*, 1888. L'auteur qui a eu, en main, des documents provenant du consulat italien, sur les naissances enregistrées à Tunis, La Goulette et Sousse, arrive aux mêmes résultats que nous. Voici le résumé du tableau qu'il donne :

Année.	Total des naissances.	Population approximative italienne.
1881	364	9.100
1885	517	14.200
1886	627	15.700
1887	755	18.750

leurs déclarations aux consulats intéressés. De la sorte, le chiffre de 2.000 se trouve compris dans celui des 18 ou 19.000 Italiens de la région nord. Quant aux immigrants annuels ou aux Italiens de passage, ils contribuent autant que les sédentaires à la natalité. Les calculs ont été faits en Algérie pour les divers Italiens sédentaires ou de passage et c'est en les comprenant dans les statistiques que l'on a trouvé les taux de natalité italienne variant de 39 à 47 pour 1.000.

L'analyse de la statistique italienne, qui trouve près de 35.000 nationaux en Tunisie, montre qu'elle est fausse; on n'arrive à étayer ces chiffres qu'au moyen de supputations fantaisistes et en faisant figurer à diverses reprises les mêmes sujets, comme dans certaines pièces à grand spectacle. Une estimation rigoureuse ne permet pas d'estimer le nombre des Italiens à plus de 20 à 21.000, en Tunisie, en 1888. En tenant compte de l'immigration annuelle, ils étaient environ 25.000 en 1891, époque de notre recensement.

En 1881, la géographie de Perpetua évaluait leur nombre à 10.228. Il y a donc eu dans cette période une augmentation de 15.000 personnes, du double supérieure à celle des Français. En décembre 1881, on comptait 3 Italiens pour un Français; en 1891, la proportion restait sensiblement la même (2,5). Le protectorat était loin d'avoir nui à l'expansion italienne, comme l'appréhendait l'auteur de la brochure citée ci-dessus.

Le relevé de l'émigration tunisienne en Tunisie en fait d'ailleurs foi :

1° Avant l'occupation.

1876	278	immigr.
1877	282	—
1878	585	—
1879	467	—
1880	260	—
1881	265	—
TOTAL	2.137	—

Soit 356 par an.

2° Depuis l'occupation.

1882	2.235	immigr.
1883	1.867	—
1884	637	—
1885	818	—
TOTAL	5.557	—

Soit 1.389 par an.

Nous n'avons pu nous procurer des chiffres exacts pour les années qui suivent 1885. Cependant, en 1888, 10.920 immigrants italiens ont abordé en Tunisie. C'était une mauvaise année, aussi a-t-on compté 10.500 retours. Ces chiffres montrent le peu de fixité d'une partie de l'immigration italienne. Aussi ne faut-il pas s'inquiéter outre mesure à la vue, de ces longues files d'immigrants que l'on voit parcourir nos rues les jours d'arrivée des paquebots d'Italie. Beaucoup, après un court séjour, se rembarqueront pour regagner leur patrie.

Quelle est la composition de cette colonie de 25.000 Italiens? Deux mille d'entre eux n'ont aucune relation avec le consulat, comme nous l'avons constaté. Ce sont, dit la brochure déjà citée (page 17), des déserteurs, des évadés des établissements pénitentiaires, et en général ceux qui ont eu des démêlés avec la justice. Les consulats se gardent bien de signaler ces sujets à l'attention du gouvernement du protectorat. Ce sont eux qui accomplissent les assassinats et les vols à main armée que l'on signale fréquemment dans la colonie. Sans ces gens, les assises n'auraient à peu près pas lieu de fonctionner. Les consulats italiens agissent mal et contre les intérêts de leur propre pays en ne signalant pas ces malfaiteurs, car ceux-ci jettent leur déconsidération sur toute la colonie à laquelle ils appartiennent. Bien des honnêtes gens reçoivent les éclaboussures de ce vilain contingent.

Il y a 3.000 israélites. La plupart proviennent de Livourne. Il faudrait peu connaître le caractère israélite pour espérer que les 3.000 Italiens de ce groupe seraient d'un grand secours, le jour d'un conflit franco-italien. Par contre, en temps ordinaire, ces israélites sont les ennemis les plus acharnés de notre occupation. Avant notre arrivée, ils exerçaient une sorte d'hégémonie sur la communauté israélite. Ceux de ces Tunisiens qui voulaient se modeler sur les habitudes européennes prenaient leurs exemples chez les Livournais. De plus, ils s'étaient rendus indispensables auprès des Beys et des riches familles indigènes, soit comme banquiers, comme courtiers ou administrateurs. La plupart des impôts recouvrés sous forme de monopoles étaient entre leurs mains. Ils en tiraient de gros revenus. Notre intervention, en mettant quelque ordre dans les affaires tunisiennes, a sinon tari, du moins fortement diminué le débit de cette source de richesses. L'alliance israélite a créé un courant français chez les israélites tunisiens, qui cessent d'être dirigés d'une façon aussi absolue par leurs coreligionnaires de langue italienne. Telles sont les principales causes de leur hostilité, liée plus à leurs intérêts qu'à un ardent patriotisme.

Quoi qu'il en soit, grâce à son passé, cette fraction de la colonie italienne possède toute la fortune de cette colonie. Les banques italiennes, au capital total d'une quinzaine de millions, sont entre ses mains. Tant à Tunis que dans les autres villes, elle a accaparé les terrains urbains les meilleurs. Cette population fournit aussi le plus fort contingent de professions libérales. La moitié des médecins de langue italienne sont israélites, malgré le petit nombre de cette communauté. Il en est de même des avocats, etc. Aussi, par l'importance de leurs affaires et les situations en vue occupées par quelques-uns d'entre eux, ces israélites dirigent-ils complètement la colonie italienne. On les trouve à la tête de toutes les œuvres italiennes, surtout gallophobes. On les a même vus, récemment, se mettre à la tête d'un mouvement destiné à demander le rappel de capucins italiens, retirés de Tunisie, par ordre du pape ! La moitié du comité de cette protestation, ayant un caractère éminemment religieux et catholique, se composait de juifs livournais.

Il est inutile de dire que, par les relations qu'il entretient avec les musulmans, ce groupe est un des plus chauds détracteurs de notre action auprès des indigènes.

Les 20.000 autres Italiens se subdivisent en deux portions à peu près égales. L'une est depuis un temps immémorial dans le pays. Ses ancêtres y sont parfois arrivés comme esclaves. Dans certaines petites villes de la Régence, ces Italo-Tunisiens étaient même quelque peu arabisés. Vu les difficultés qui ont existé jusqu'à ce jour, les Italo-Tunisiens étaient, sauf à Tunis, généralement peu instruits. La sphère de leurs affaires ou de leurs ambitions ne dépassait pas le pays où ils avaient toujours vécu. Aussi, au début de l'occupation surtout, se disaient-ils Tunisiens, plutôt qu'Italiens. Ils étaient d'avis qu'une puissance européenne devait mettre fin au gâchis dans lequel se débattait l'administration tunisienne. Vu la communauté d'origine, l'intervention de l'Italie leur eût été plus agréable. A défaut de l'Italie, ils ont vu arriver la France sans aucun ressentiment. Beaucoup de ces familles avaient, d'ailleurs, contracté des alliances avec d'anciennes familles françaises. Aujourd'hui encore, les intermariages si nombreux entre Français et étrangers, se font surtout avec les familles italo-tunisiennes (1). Notre occupation leur a été plutôt favorable. La plupart

(1) En 1887, le nombre des mariages entre Français (17 mariages) a été inférieur au nombre des intermariages entre Français et Italiens (19 mariages, dont 15 le mari étant français et 4, le mari étant italien). Saurin. *Loc. cit.*, p. 215.

exerçaient de petits commerces assez languissants. La présence de nombreuses troupes, à un moment donné, a imprimé à leurs affaires un essor qui, pour beaucoup, a été un commencement d'aisance. Avec une meilleure connaissance des hommes et des choses, le gouvernement du protectorat aurait pu gagner complètement ces braves gens au nouvel ordre. Malheureusement, on n'a souvent su que les froisser du côté français. Aussi se rapprochent-ils de plus en plus de leurs compatriotes italiens, à qui ils donneront une nouvelle force.

Il suffit d'assister à l'arrivée des paquebots italiens pour connaître ce qu'est l'émigration de ce pays, qui constitue la plus forte part de leur colonie. Des séries d'hommes amaigris, aux vêtements usés, portant sur leurs épaules un sac renfermant leur maigre garde-robe, débarquent, suivis de leurs femmes et d'une série d'enfants. Les hommes, laissant leur famille dans la chambre de quelque misérable fondouck, se réunissent par bandes. Quelque « caporal » (contremaître) leur procurera de l'ouvrage, généralement à la tâche, sur un chantier. Pour une somme parfois dérisoire, ces gens, d'ordinaire terrassiers, exécuteront des travaux de canalisation, de défoncement, de défrichement ou de construction. S'ils sont à la campagne, quelques herbes bouillies dans l'eau, des escargots et un morceau de pain suffiront à leur nourriture. Depuis quelque temps, des bandes chassées par la misère vont même jusqu'à louer des terres aux Bédouins, surtout dans la région de Béja. L'émigration italienne est, on le voit, une émigration misérable et famélique. Certains États du nouveau monde, qui reçoivent des immigrants, commencent à repousser les colons de cette espèce. Ils sont bien souvent une lourde charge pour la contrée qui les accueille. Il est de fait que les Sociétés de secours internationales de Tunis ont surtout des Italiens comme clients. Les mendiants européens n'appartiennent, la plupart, qu'à cette nationalité.

Ces gens, soit qu'ils aient laissé des parents plus misérables chez eux, soient qu'ils retournent au pays avec leurs économies, enlèvent par an 4 ou 5 millions à la Tunisie. C'est une cause d'appauvrissement pour elle.

Les administrations du protectorat ont favorisé ce mouvement migratoire, au lieu de l'enrayer. Elles tolèrent que toutes les grandes Compagnies n'emploient que des Italiens, quoique subventionnées par l'argent français. La Direction des travaux publics a poussé les choses jusqu'à aller embaucher en Italie des tailleurs de pierre, comme s'il n'y en avait pas en France. Un contrôleur civil a été disgracié pour avoir signalé que la Compagnie française du port de Bizerte n'employait comme ouvriers que des Italiens. Enfin, la Compagnie Bône-Guelma n'occupe que des Italiens pour le service de sa voie. On conçoit rapidement ce que deviendra dans ces conditions notre mobilisation, en cas de guerre avec la Triplice; car on devrait se souvenir que l'Italie, outre sa mauvaise volonté à notre égard en Tunisie, fait partie de l'Alliance des puissances dirigée contre nous.

Il est un autre groupe italien qui vit sur la Tunisie, quoique ne figurant pas dans les statistiques : c'est celui des pêcheurs. Ceux-ci exploitent en maîtres nos côtes qu'ils ruinent. Leur nombre s'élève, chaque année, à plusieurs milliers. Partis des côtes de Sicile, et plus spécialement de Trapani, ils emportent dans leur barque tout ce qui est nécessaire à leur existence et à la salaison du poisson qu'ils prendront. De la sorte, ils ne laissent pas un centime sur les côtes qu'ils dépeuplent de leurs richesses. Un capitaine au long cours, M. Conseil, avait eu l'idée très française de substituer à ces étrangers des pêcheurs bretons. Il en amena quelques-uns, en 1892. Par malheur, l'absence de capitaux, jointe à l'indifférence incompréhensible du gouvernement du protectorat, fit échouer cette patriotique tentative. Elle eût mérité un moins triste sort. Espérons quelle sera reprise un jour (1).

Enfin, pour terminer ce qui a trait à l'influence italienne, il est nécessaire de rappeler que la plupart des Maltais parlent cette langue, concurremment avec la leur. Aussi, l'italien reste-t-il encore, malgré les progrès du français, la langue européenne usitée par le plus de monde.

Le gouvernement italien entend ne rien aliéner de son influence sur sa colonie tunisienne. Ses hommes d'État ont la prétention d'en faire une sorte d'Alsace-Lorraine destinée à faire *retour*, un jour, à l'Italie. Ce retour est basé sur les souvenirs de l'antiquité, en attendant que le nombre de ses nationaux soit devenu assez élevé pour justifier son ambition. Pour arriver à ce but, deux moyens sont mis en œuvre : 1° soustraire absolument, à toute action du gouvernement protecteur, les colons italiens; 2° donner la plus forte cohésion à la

(1) Cette mystification imputable au gouvernement du protectorat et à laquelle des journaux de la Métropole, qui passent pour sérieux, ont prêté la main, a été contée jadis dans la *Revue Française*. T. XV, p. 451, n° 141, 1er mai 1892. N. D. L. R.

colonie italienne, pour empêcher toute fusion de sa part avec l'élément français.

Pour soustraire ses nationaux au gouvernement protecteur, la politique est de se retrancher derrière les immunités conférées aux puissances chrétiennes par les capitulations en pays musulmans. Dans ces conditions, on annihile à peu près l'autorité de la puissance protectrice. L'Italie ne peut renoncer aux capitulations, est-il dit dans le Livre vert, distribué en 1889, parce que le protectorat étant une institution *d'un caractère transitoire*, la *souveraineté musulmane persiste*, et *l'administration musulmane peut être rétablie* tout à fait.

Or la synthèse des capitulations est l'extra-territorialité du consul, de l'individu privé et de la communauté. Cette communauté doit former une nation *indépendante* dans le pays musulman, sous l'autorité et l'administration de son consul. Cette nation doit conserver ses coutumes et ses institutions spéciales. Nul n'a le droit d'y toucher. Aussi la France commet-elle des illégalités, en prétendant imposer de nouvelles taxes à l'égard des étrangers. Elle n'a pas le droit de réserver pour ses nationaux les emplois du gouvernement, car les Français sont étrangers au pays, au même titre que les autres nations chrétiennes. La nation protectrice n'a pas le droit de changer quoi que ce soit à l'ordre judiciaire. Les tribunaux français de Tunisie ne doivent avoir, à l'égard des Italiens, d'autre délégation que celle de suppléer leur consul. Ces considérations font que l'on ne saurait créer une Cour d'appel en Tunisie sans violer les capitulations. *(Tunisi ed il Protettorato, passim).*

Pour donner une plus forte cohésion à la colonie italienne, son gouvernement a multiplié les écoles : 2.500 jeunes Italiens fréquentent les diverses écoles que cette nation a fondées dans les principales villes de la Régence. Le nombre des enfants italiens fréquentant les écoles françaises, ne s'élève qu'à 1.730 en 1892. On a calculé qu'à Tunis, le gouvernement italien dépense environ 50 francs par élève, pour conserver ceux-ci à sa nationalité. Ces écoles jouissant, comme les personnes, de l'extra-territorialité, on a empêché les inspecteurs français d'y pénétrer, pour surveiller l'enseignement qui s'y donne.

La colonie italienne, très religieuse, suivait la direction morale de capucins italiens. Le pape a déplacé ceux-ci, malgré leurs protestations et celles de la colonie. Cette perte lui a été très sensible.

L'immigration étant sous la garantie consulaire, le gouvernement protecteur n'a aucun droit pour enrayer ou surveiller les émigrants italiens qui l'envahissent.

Les postes italiennes, avec le timbre du roi Humbert, fonctionnent dans la Régence. Leurs facteurs font le service en ville. Le gouvernement du protectorat n'a pas osé y toucher. Le service postal est assuré par des paquebots italiens.

L'aide et l'assistance aux immigrants sont largement pratiquées, dans le sens exclusivement national. Un hôpital colonial italien a été organisé. La métropole lui assure une subvention annuelle de 70.000 francs. Une société de secours mutuels, actuellement riche de 50.000 francs, aide les nationaux malheureux. Cette association ne manquera pas, en cas de décès, d'envoyer à l'enterrement une délégation précédée du drapeau italien. Un orphelinat italien recueille les enfants privés de famille.

Enfin, la jeunesse possède, pour se réunir, un cercle international de nom, italien de fait. Le tout est très largement installé dans un bâtiment construit, dans ce but, par la Compagnie Rubattino, subventionnée par l'État.

Nous résumerons l'énumération des efforts que fait l'Italie, en disant qu'elle sacrifie à sa colonie tunisienne un million de son maigre budget. La France dépense moins pour sa colonie.

Cette politique de séparation et de surchauffe du sentiment national italien est poursuivie avec la même suite d'idées depuis dix ans. Favorisé par l'indifférence, ou même la condescendance du gouvernement du protectorat et de notre ministère des Affaires étrangères, elle a permis à l'Italie de se créer sur le sol tunisien, une colonie fortement organisée et, on peut dire, presque indépendante. C'est un État dans l'État. Cet état qui n'était rien, se renforce chaque jour, et comme nombre et comme influence morale. La France n'a, dans les conditions actuelles, aucune action sur les étrangers. Elle ne peut pas, comme en Algérie, les assimiler par naturalisation. C'est ainsi que, pendant l'année 1891, on n'a compté qu'un total de sept naturalisations en Tunisie. Elle ne peut pas non plus laisser croître cet élément étranger dans l'état d'organisation où il se trouve. Ce serait une cause de bien des difficultés pour l'avenir.

Une solution de la question tunisienne.

Quelle peut être dans ces conditions la conduite à tenir? L'indifférence actuelle ne saurait persister. L'annexion préconisée pourrait, en ce moment, être une cause de conflit européen. Les ministres, gênés par l'opinion publique, qui ne l'ont pas décidée en 1881, sont les auteurs de nos embarras actuels.

Le remède doit être cherché sans bouleverser la situation présente. D'autres États reçoivent des immigrants étrangers, sans que pour cela ceux-ci constituent un danger pour eux. Tels sont les pays du nouveau monde et les colonies anglaises. Puisque la Tunisie doit être dans l'idée du gouvernement une colonie modèle, pourquoi ne pas essayer de lui appliquer les procédés qui ont si vite réussi à l'Angleterre? On a d'ailleurs commencé à le faire, mais mal, car l'imitation est imparfaite. Les colonies du Cap, de l'Australie ou celles de l'Amérique du Nord ont un gouverneur qui a, dans ses attributions, la direction des affaires extérieures, les forces de terre et de mer et le droit de veto sur les lois des Parlements locaux. Le résident de Tunisie possède les mêmes attributions; mais, où la différence commence, c'est qu'il dicte toutes les lois. Celles-ci ne sont pas soumises à l'approbation de la conférence consultative, tandis que les Parlements locaux des colonies britanniques élaborent eux-mêmes leurs lois et les font appliquer. Il en résulte que les lois tunisiennes sont l'œuvre de l'état protecteur, puisqu'elles émanent directement de son représentant. Les lois des colonies britanniques sont des lois locales, et même nationales, en se plaçant au point de vue particulier des colons. Les premières ne sont que des mesures transitoires, pouvant disparaître avec le régime provisoire du protectorat; les secondes constituent le statut personnel de la colonie. Si donc la conférence consultative, qui devrait être nommée au suffrage universel, devenait législative, elle représenterait le Parlement de la colonie : ses décisions seraient l'expression de la volonté des colons, et non de celle d'un haut fonctionnaire. Si l'on adjoignait à ce Parlement quelques notabilités indigènes, on arriverait rapidement à posséder un mode de gouvernement qui passerait de plus en plus dans les mœurs locales, ne serait plus exposé à s'évanouir à la suite de quelque événement, et pourrait survivre à l'action du pays protecteur. Ceci est dit, non dans le désir que la France cesse d'exercer son action directe sur la Tunisie, loin de nous cette pensée : c'est uniquement pour répondre à l'argument italien que nous avons reproduit : « La Tunisie pouvant redevenir puissance musulmane, les nations chrétiennes ne peuvent renoncer aux privilèges de capitulation. » Or, en mettant à côté de la puissance musulmane une représentation franco-tunisienne, les garanties des capitulations deviennent aussi inutiles que dans tout pays soumis au régime représentatif. Si l'on ajoute que la Tunisie ne renferme pas plus de 8 à 900.000 musulmans, on peut prévoir le jour où une immigration bien dirigée permettra de faire équilibre, par des Européens, aux populations musulmanes contre lesquelles l'Italie éprouve le besoin de maintenir ses capitulations. On le voit, une organisation de la Tunisie, copiée sur les colonies anglaises, enlèverait rapidement à l'Italie tout prétexte pour maintenir sa colonie en dehors de nos lois et de notre action.

Une autre disposition, copiée également sur les colonies anglaises, aiderait l'œuvre de fusion à laquelle les diverses colonies européennes de Tunisie échappent complètement. Tout étranger débarqué au Canada peut obtenir la naturalisation, presque sans formalités, après six mois de séjour; en Australie, on exige cinq ans. Rien n'empêcherait, à l'imitation de ces colonies, de créer une naturalisation franco-tunisienne, pour les seuls étrangers. Les Français, à leur débarquement sur le sol de la Régence, auraient de droit cette naturalisation, au même titre que les Anglais en Australie ou au Canada. On pourrait accorder avec une grande facilité cette naturalisation franco-tunisienne aux étrangers nés dans le pays, exiger pour les immigrés une certaine durée de séjour préalable dans le pays. Les indigènes musulmans ou israélites, en leur qualité de sujets du Bey, ne pourraient être admis à cette situation que dans des conditions spéciales. Enfin, comme aux Etats-Unis, dans l'Argentine, etc., tous les enfants d'étrangers inscrits dans la municipalité seraient déclarés Franco-Tunisiens et en auraient les droits et les devoirs.

Cette naturalisation devrait être, comme aux États-Unis, précédée d'une renonciation à l'allégeance envers l'État dont on est sujet, d'un serment de se conformer aux lois locales, et de faire élever ses descendants dans des écoles françaises.

Les avantages seraient de pouvoir prendre part aux affaires du pays dans les assemblées coloniales ou municipales, de pouvoir être employé dans les administrations de l'État ou des Compagnies locales, que le Parlement colonial forcerait à n'employer que des nationaux, c'est-à-dire des Franco-Tunisiens ou des Tunisiens. Il faudrait avoir cette qualité pour être admis aux ventes à bas prix de terrains domaniaux, aux fournitures ou adjudications locales, pour être autorisé à pêcher sur les côtes, etc. Ces mesures, et d'autres encore, destinées à favoriser les Franco-Tunisiens, et à laisser de côté les étrangers qui prétendent se cantonner dans leur extra-territorialité, amèneraient une fusion rapide des colonies étrangères dans notre colonie franco-tunisienne. Si la France sait appuyer une forte émigration en Tunisie, il n'y a aucun danger de voir ses nationaux submergés par l'élément étranger. On pourrait toujours, si les demandes de naturalisation devenaient nombreuses au point d'inquiéter, les limiter chaque année à un chiffre fixé d'avance. Cette limitation permettrait de faire une sélection parmi les postulants.

Telle nous paraît être la solution la plus pratique de la situation, en ce moment sans issue, que nous ont créée les événements. En organisant le protectorat, le gouvernement a déjà pu tirer parti de notre occupation quelque peu précaire. Mais, en organisant le protectorat comme celui des colonies d'exploitation, telles que les Indes anglaises ou hollandaises, il a fait fausse route; d'où la stérilité des résultats obtenus au point de vue colonial. La Tunisie, à moitié déserte, est surtout une colonie de peuplement. Aussi n'est-ce pas aux Indes, mais dans les colonies de peuplement telles que l'Australie, le Canada, qu'il fallait aller chercher le modèle d'organisation.

Il est temps de prendre une décision : ou continuer, comme jusqu'à ce jour, à administrer de Paris des pays qu'on ne connaît pas, et les voir ne se peupler que de fonctionnaires, comme l'ont fait jusqu'à ce jour les colonies françaises, y compris la Tunisie ; ou laisser les colons faire leurs affaires eux-mêmes et trancher sans Paris les questions qui les intéressent particulièrement. C'est ainsi que procèdent les colonies anglaises, et elles se peuplent. Entre ces deux politiques, l'une stérile malgré des dépenses énormes, l'autre productive sans être à charge à la métropole, il ne saurait exister d'hésitation. Espérons qu'on se décidera.

Reste maintenant la mise en pratique de ce nouvel ordre de choses.

Rien n'est plus simple. Bien avant l'occupation, le bey Mohamed-es-Sadock avait essayé d'introduire le régime représentatif dans ses États. Des notables, désignés par le gouvernement, devaient l'éclairer de leurs conseils. Il n'y a pas d'obstacle à remettre en œuvre cette ancienne constitution. La seule différence est que, vu le développement de la population européenne, le Bey juge nécessaire de lui accorder une place dans cette assemblée, en conformité avec l'extension de ses intérêts dans la Régence. Seulement, comme cette population n'a ni les mœurs, ni les usages de ses sujets tunisiens, le Bey lui accorde de se choisir ses propres représentants au moyen du suffrage universel. Les lois qu'élaborera l'assemblée tunisienne ne pouvant avoir d'effet que sur les Européens ne jouissant pas du privilège de l'extra-territorialité, on ne pourra admettre à participer à leur confection que les citoyens ayant renoncé à ces garanties en adoptant la nationalité tunisienne. Vu les relations qui existent entre la Tunisie et la France, tout Français, en débarquant dans ce premier pays, acquiert le bénéfice de la naturalisation qui, pour cela, sera appelée franco-tunisienne. Les étrangers d'autre nationalité l'acquerront dans des conditions à spécifier. Pour assurer toutes garanties de gouvernement aux Franco-Tunisiens, le ministre résident de France sera l'intermédiaire entre ce nouveau groupe tunisien et le gouvernement beylical. Il sera armé du droit de veto pour s'opposer à toute mesure destinée à attenter aux droits du Bey, aux conventions passées entre la Tunisie et la France, ou à engager la responsabilité de la France, dans sa garantie de la Dette tunisienne.

Dr Bertholon.

IMPRIMERIE CHAIX, RUE BERGÈRE, 20, PARIS. — 3202-2-93. — (Encre Lorilleux).

BIBLIOTHEQUE NATIONALE DE FRANCE
3 7531 02779243 2

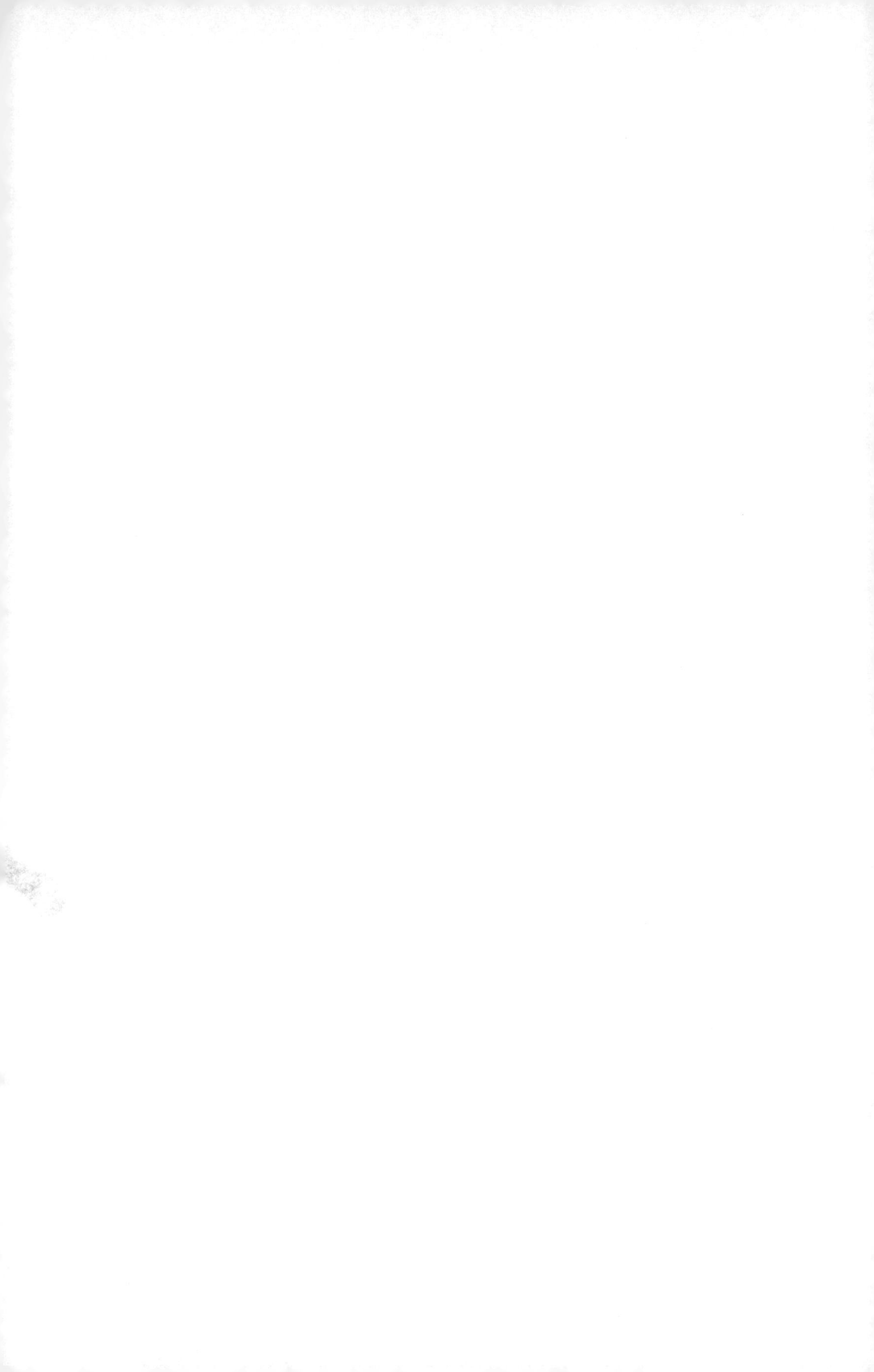

www.ingramcontent.com/pod-product-compliance
Ingram Content Group UK Ltd.
Pitfield, Milton Keynes, MK11 3LW, UK
UKHW020402250726
13967UKWH00005B/2420

9 782012 965461